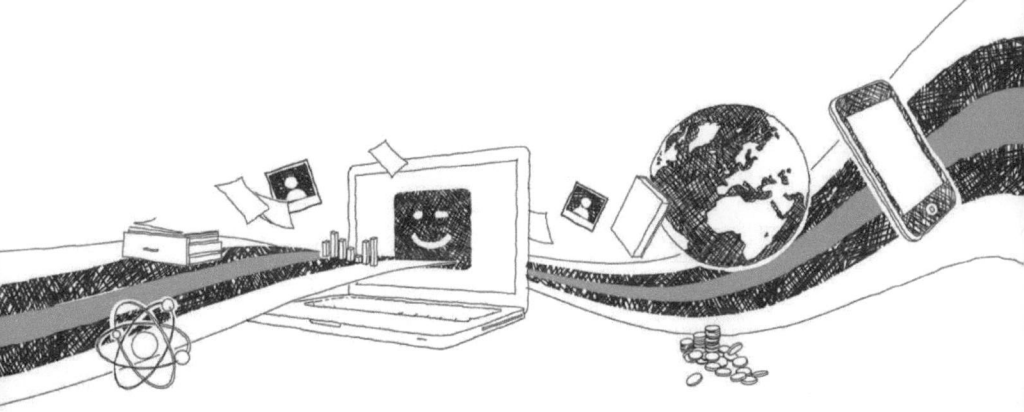
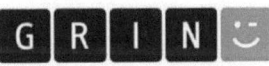

Anastasia Popow

Das System der deutschen Pflegeversicherung

GRIN Verlag

Bibliografische Information der Deutschen Nationalbibliothek:

Die Deutsche Bibliothek verzeichnet diese Publikation in der Deutschen National-
bibliografie; detaillierte bibliografische Daten sind im Internet über http://dnb.d-
nb.de/ abrufbar.

Impressum:

Copyright © 2009 GRIN Verlag, Open Publishing GmbH
Druck und Bindung: Books on Demand GmbH, Norderstedt Germany
ISBN: 978-3-640-82608-7

Dieses Buch bei GRIN:

http://www.grin.com/de/e-book/166464/das-system-der-deutschen-pflegeversiche-
rung

GRIN - Your knowledge has value

Der GRIN Verlag publiziert seit 1998 wissenschaftliche Arbeiten von Studenten, Hochschullehrern und anderen Akademikern als eBook und gedrucktes Buch. Die Verlagswebsite www.grin.com ist die ideale Plattform zur Veröffentlichung von Hausarbeiten, Abschlussarbeiten, wissenschaftlichen Aufsätzen, Dissertationen und Fachbüchern.

Besuchen Sie uns im Internet:

http://www.grin.com/

http://www.facebook.com/grincom

http://www.twitter.com/grin_com

Fachhochschule Braunschweig/Wolfenbüttel
Standort Wolfsburg
Fachbereich Gesundheitswesen

Das System der deutschen Pflegeversicherung

Referat

Name, Vorname: Popow, Anastasia

17.11.2009

Inhaltsverzeichnis

Inhaltsverzeichnis II

Abkürzungsverzeichnis III

1   Einleitung 1

2   Historische Entwicklung 2

3   Die Pflegeversicherung 4
   3.1   Einführung der Pflegeversicherung 4
   3.2   Versicherungspflicht 6
   3.3   Träger und deren Aufgaben 7
   3.4   Beitragszahler 8

4   Pflegeleistungen 10
   4.1   Leistungsberechtigter Personenkreis 10
   4.2   Häusliche Pflege 12
   4.3   Stationäre Pflege 16
   4.4   Qualitätskontrolle der Pflege 18

5   Nachteile des bestehenden Systems 19

6   Pflegereform 2008 21

7   Fazit 24

8   Literaturverzeichnis 25

Abkürzungsverzeichnis

GKV	Gesetzliche Krankenversicherung
INSM	Initiative Neue Soziale Marktwirtschaft
MDK	Medizinischer Dienst der Krankenversicherung
PflegeVG	Pflegeversicherungsgesetz
o.J.	ohne Jahresangabe
SGB	Sozialgesetzbuch (mit römischen Ziffern für die Einzelnen Bücher)

1 Einleitung

Die durchschnittliche Lebenserwartung der deutschen Bevölkerung nimmt immer weiter zu und dies bringt eine Welle von Problemen mit sich, die sich auf uns alle auswirken. Die Zahl der betroffenen Bürger nimmt schwungartig zu, denn immer mehr Menschen haben in ihrem unmittelbaren Umfeld oder ihrer Familie Angehörige zu pflegen und zu versorgen.[1]

Allerdings wird man nicht nur aufgrund des hohen Alters pflegebedürftig, denn jeder Mensch kann durch Krankheit, Invalidität und Unfall zum Pflegefall werden. In solch einer Situation ist man als Betroffener angewiesen auf fremde Hilfe und finanzielle Unterstützung.[2]

Die Statistik zeigt, dass sich die Lage in Deutschland weiter zuspitzt. Bereits mehr als zwei Millionen der rund 82 Millionen in Deutschland lebenden Bürger nehmen die Pflegeversicherung in Anspruch, die Tendenz ist steigend.[3]

Im Laufe der Arbeit wird der Frage nachgegangen, welche Bedeutung die Pflegeversicherung für die deutsche Gesellschaft hat und wie das System der Pflegeversicherung funktioniert. Des weiteren werden die Konsequenzen der verspäteten Einführung untersucht.

Der Aufbau der Arbeit gestaltet sich wie folgt:

Um sich dem Thema anzunähern, wird zunächst die Notwendigkeit der Pflegeversicherung vor ihrer Einführung verdeutlicht. Im Anschluss daran werden der Aufbau der Pflegeversicherung und die Pflegeleistungen erläutert. Darauf folgend werden die Nachteile des bestehenden Systems und die Lösungsansätze durch die Pflegereform dargestellt. Abschließend werden die Schlussfolgerungen im Fazit zusammengefasst.

---

[1] Vgl. Heiber, A., Die neue Pflegeversicherung: Der Antrag - die Pflegestufen - die Leistungen: Ihre neuen Möglichkeiten und Chancen, 2008, S. 11.
[2] Vgl. Kleemann, G., Verfassungsrechtliche Probleme der sozialen Pflegeversicherung und Ihrer Finanzierung, 1998, S.22.
[3] Vgl. Heiber, A., 2008, S. 11.

2 Historische Entwicklung

Am Ende des 19. Jahrhunderts gab es die drei klassischen Säulen des deutschen Sozialsicherungssystems – die Kranken-, Renten- und die Unfallversicherung. Zu der Zeit stand das Problem der Pflegebedürftigkeit noch gar nicht in öffentlicher Debatte. Damals wurde die Pflege, falls sie eintrat, in der Regel von den Familienangehörigen erbracht. Dies kam eher selten vor, da die Medizin noch nicht so weit fortgeschritten war und daher die allgemeine Lebenserwartung nicht so hoch war wie heutzutage.

Aufgrund des medizinischen Fortschritts in der zweiten Hälfte des 20. Jahrhunderts stieg die allgemeine Lebenserwartung der deutschen Bevölkerung und somit wuchs folglich die Zahl der Pflegebedürftigen stetig. Die Krankenkassen und die Sozialhilfeträger, also die Kommunen, konnten den steigenden Kostendruck nicht mehr bewältigen und dies führte zu der Erkenntnis, dass die Pflegebedürftigkeit ein Risiko darstellt und diese so ähnlich wie Unfall, Krankheit und Arbeitslosigkeit vorsorgefähig sein sollte.

Zudem gab es auch eine Veränderung der Familienstrukturen. Die Familien hatten nun weniger Kinder und diese konnten sich aufgrund der Berufstätigkeit nicht mehr in dem Ausmaß, wie es früher üblich war, um ihre Eltern kümmern. Die alten Menschen waren verstärkt auf die Hilfe von außen angewiesen.

Im Jahr 1974 wurde ein Gutachten des Kuratoriums Deutsche Altershilfe veröffentlicht.[4] Das Gutachten wies auf die problematische Situation der Pflegebedürftigkeit hin, besonders darauf, dass die Abgrenzung zwischen Krankheit und Pflegebedürftigkeit sehr schwierig wäre. Denn wurden alte Menschen pflegebedürftig, so war stets eine Krankheit sehr häufig die Ursache, denn allein das hohe Alter führte nicht zur Pflegebedürftigkeit. Das Kuratorium war der Auffassung, dass das Risiko der Pflegebedürftigkeit unzureichend sichergestellt war. Die Bedürftigen waren stark auf ihre Familienmitglieder, die die Pflegeleistungen unentgeltlich erbracht haben, und auf die finanzielle Unterstützung der Sozialhilfe, die die ambulanten und stationären Leistungen nur teilweise abdeckte, angewiesen. Um die Familien und die Sozialhilfe

---

[4] Vgl. INSM, Eine kurze Geschichte der Pflegeversicherung, o.J. (Internet).

dahingehend zu entlasten, war eine Veränderung der Situation in der Pflegebedürftigkeit unumgänglich.[5]

Dies löste die ersten politischen Diskussionen aus, die mehr als zwanzig Jahre andauerten, bis die Pflegeversicherung tatsächlich eingeführt wurde. Die Einführung der Pflegeversicherung ist von vielen Politikern seit vielen Jahren immer wieder betont worden, allerdings kamen die Parteien in dieser Zeit zu keinem endgültigen Ergebnis.[6]

Noch bevor es im Jahr 1994 zu einer Einigung kam, gab es einen krankenversicherungsrechtlichen Einstieg in das Recht der Pflegeversicherung und zwar mit dem Gesundheitsreformgesetz. So wurden im Jahr 1988 Pflegeregelungen im §53 ff. SGB V beschlossen, durch die die Pflegebedürftigen die Pflegeleistungen im Rahmen der gesetzlichen Krankenversicherung erhalten konnten. Als die soziale Pflegeversicherung im Jahr 1995 als die fünfte Säule des Sozialsicherungssystems in Kraft getreten ist, endete der Anspruch auf diese pflegerische Krankenversicherungsleistung.[7]

Aufgrund von Übergangsregelungen trat das Pflegeversicherungsgesetz zu verschiedenen Zeitpunkten in Kraft. Die im SGB V bis dahin geltende Regelung des Gesundheitsreformgesetztes von 1988 wurde am 26. Mai 1994 mit der Erweiterung des 11. Buches des SGB aufgehoben. Sowohl die private als auch die soziale Pflegeversicherung müssen die Regelungen des Pflegeversicherungsgesetztes befolgen.[8]

Am 22. April 1994 wurde die Einführung der Pflegeversicherung vom Deutschen Bundestag verabschiedet. Am 01. Januar 1995 erfolgte die Versicherungs- und Beitragspflicht. Ab dem 01. April 1995 konnten zunächst Leistungen der häuslichen, teilstationären Pflege sowie Kurzzeitpflege in Anspruch genommen werden. Ab dem 01. Juli 1996 wurden die stationären Leistungen zur Verfügung gestellt und ab diesem Zeitpunkt hat sich der Beitragssatz von 1 Prozent auf 1,7 Prozent erhöht.[9]

---

[5] Vgl. Blume, O., Altenhilfe, 1977, S. 222.
[6] Vgl. INSM, Eine kurze Geschichte der Pflegeversicherung, o.J. (Internet).
[7] Vgl. Meyer, J., Der Weg zur Pflegeversicherung, 1996, S.163.
[8] Vgl. ebd., S.173 ff.
[9] Vgl. Göpfert, H., Die Geschichte der Pflegeversicherung, Stand: 21.09.2009 (Internet).

3 Die Pflegeversicherung

3.1 Einführung der Pflegeversicherung

Die Pflegeversicherung ist seit 01.01.1995 in eigener Form der sozialen Pflegeversicherung als ein eigenständiger Zweig des Sozialversicherungssystems eingeführt worden und zum anderen besteht sie im Rahmen einer privaten Pflegepflichtversicherung.[10]

Die soziale Pflegeversicherung beruht auf der Umlagefinanzierung, das bedeutet, dass Arbeitnehmer und Arbeitgeber paritätisch, also je zur Hälfte, den bundeseinheitlichen Beitragssatz vom Bruttolohn entrichten müssen.[11] Der bundeseinheitliche Beitragssatz wird durch einen kassenübergreifenden Finanzausgleich gesichert. Die Finanzierung der Pflegeversicherung wird durch Umverteilungselemente geprägt und es existiert so gut wie kein Wettbewerb zwischen den Kassen. Die Regelungen der sozialen Pflegeversicherung ähneln denen der privaten Pflegeversicherung. Um den Vertragsabschluß sicherzustellen, ist auch den privaten Versicherungsunternehmen Kontrahierungszwang auferlegt, d.h. sie sind zu einem Vertragsabschluß verpflichtet. Risikodifferenzierte Prämien, z.B. nach Geschlecht, sind gesetzlich verboten. Der aktuelle Gesundheitszustand darf die Prämienhöhe nicht beeinflussen, Kinder müssen beitragsfrei mitversichert werden und die Prämien dürfen den Höchstbetrag nicht überschreiten. Im Rahmen der privaten Pflegeversicherung besteht ein gesetzlich vorgeschriebener Risikoausgleich, durch den die unterschiedlichen Belastungen der Kassen ausgeglichen werden.

Private Pflegeversicherungen basieren auf dem Anwartschaftsdeckungsverfahren. Das bedeutet, dass Altersrückstellungen gebildet werden müssen. In der privaten Pflegeversicherung bemisst sich die Prämienhöhe nicht nach dem Einkommen der Versicherten, sondern die Arbeitnehmer, die Mitglieder einer privaten Pflegeversicherung sind, bekommen einen Beitragszuschuss von ihrem Arbeitgeber und zwar in der Höhe wie sie auch in der sozialen Pflegeversicherung zu zahlen wäre.[12]

---

[10] Vgl. Donges, J., Tragfähige Pflegeversicherung, 2005, S. 7.
[11] Vgl. Arp, D., Pflegeversicherung: Rezepte gesucht, Stand: 2007 (Internet).
[12] Vgl. Bundesministerium für Gesundheit, Private Pflege-Pflichtversicherung, Stand: 19.06.2008 (Internet).

Mit der Versicherungspflicht in der GKV entsteht zugleich auch ein versicherungspflichtiger Schutz für alle Menschen in der Pflegeversicherung und die Mitglieder einer privaten Krankenversicherung sind verpflichtet eine private Pflegeversicherung abzuschließen.[13]

Die Pflegeversicherung hat die Aufgabe den Pflegebedürftigen Hilfe zu gewähren, die aufgrund ihrer Pflegebedürftigkeit auf solidarische Unterstützung angewiesen sind. Dies soll die Lebenssituation der Bedürftigen verbessern und pflegende Personen entlasten.

Allerdings werden die Leistungen der Pflegeversicherung oft mit den Leistungen der GKV gleichgesetzt. Dies ist aber ein großer Denkfehler, denn die Krankenversicherung ist eine Vollversicherung mit Zuzahlungen und kleinen Eigenanteilen. Hier prüft man, ob die Behandlung zweckmäßig, sinnvoll und wirtschaftlich ist. Die Pflegeversicherung ist hingegen keine Vollversicherung, sondern lediglich eine Sicherung, die die Kosten teilweise abdeckt. Der Betrag richtet sich nach den jeweiligen Pflegestufen und nicht nach dem tatsächlich erforderlichen Bedarf. Darüber hinaus wird der Betrag nicht am Einkommen und sozialen Kriterien bemessen. Den Eigenanteil müssen die Pflegebedürftigen allein tragen. Durch Einführung der Pflegeversicherung hat sich die Situation der Pflegebedürftigen enorm verbessert und hat auch dazu geführt, dass die pflegerische Infrastruktur mit ihren ambulanten, teilstationären und vollstationären Versorgungs-einrichtungen weiterentwickelt wurde.[14]

---

[13] Vgl. Donges, J., 2005, S.7.
[14] Vgl. Heiber, A., 2008, S. 18-20.

.

3.2 Versicherungspflicht

Im Rahmen der Pflegeversicherung gilt: „Pflegeversicherung folgt der Krankenversicherung." [15] Dies besagt, dass alle Versicherten der gesetzlichen Krankenversicherung automatisch in die soziale Pflegeversicherung integriert sind. Dabei handelt es sich um alle Pflichtversicherten, den freiwilligen Versicherten und alle Familienversicherten der gesetzlichen Krankenkasse.[16] Es ist empfehlenswert, diesen Grundsatz zu befolgen, denn dadurch werden Streitigkeiten, um die Abgrenzung zwischen den Leistungen der Pflege- und der Krankenkasse, vermieden.[17] Denn die freiwilligen Versicherten der gesetzlichen Krankenkassen haben laut dem PflegeVG, eine Wahlmöglichkeit zwischen der sozialen und der privaten Pflegeversicherung in einem zeitlichen Rahmen von drei Monaten.

Alle Mitglieder der privaten Krankenversicherung haben generell die private Pflegeversicherung bei ihrer Krankenkasse abzuschließen, bei der sie selbst und ihre unterhaltsberechtigten Familienmitglieder für allgemeine Krankenhausleistungen versichert sind. Es gibt jedoch die Möglichkeit für die Privatversicherten sich innerhalb von sechs Monaten für ein anderes privates Pflegeversicherungsunternehmen zu entscheiden. Privatversicherte haben die Pflicht für ihre unterhaltsberechtigten Familienmitglieder einen Versicherungsvertrag abzuschließen und diesen aufrechtzuerhalten, der gleichwertige Leistungen wie bei der sozialen Pflegeversicherung einschließt.

Für Beamte und vergleichbare Personen sowie für Heilfürsorgeberechtigte, die nach beamtenrechtlichen Vorschriften oder Grundsätzen einen Anspruch auf Beihilfe bei Pflegebedürftigkeit haben, besteht die Pflicht eine private Pflegeversicherung abzuschließen. Für diese Personengruppen sind spezielle beihilfekonforme Pflegeversicherungen vorgesehen. Die Leistungen der privaten Pflegepflichtversicherung müssen den Leistungen aus der Beihilfe dem Umfang der sozialen Pflegeversicherung gleichen.[18]

---

[15] Schmidt, M., Pflegeversicherung in Frage und Antwort: Versicherungspflicht – Beitragsbemessung – Pflegeleistungen, 2007, S. 10.
[16] Vgl. ebd., S. 10.
[17] Vgl. Bundesministerium für Gesundheit und Soziale Sicherung, Pflegeversicherung – Schutz für die ganze Familie, 2003, S. 52.
[18] Vgl. Schmidt, M., 2007, S. 20 ff.

3.3 Träger und deren Aufgaben

Der Träger der sozialen Pflegeversicherung ist die Pflegekasse. Pflegekassen sind rechtskräftige Körperschaften des öffentlichen Rechts. In jeder Krankenkasse befindet sich eine rechtlich selbstständige Pflegekasse, mit eigener Haushaltsführung, eigener Rechnungslegung und eigenem Namen. Das Personal der Krankenkassen ist für die jeweils dazugehörige Pflegekasse zuständig. Dadurch, dass die einheitliche Zuständigkeit zwischen der Kranken- und der Pflegeversicherung besteht, ist mit dem Wechsel der Krankenkasse auch ein Wechsel der Pflegekasse für die Versicherten verbunden.

Die privaten Pflegeversicherungsunternehmen sind die Träger der privaten Pflegeversicherung. Die beiden Träger haben die Verantwortung die pflegerische Versorgung ihrer Mitglieder sicherzustellen, insbesondere die problemlose Verzahnung der ärztlichen Behandlung, der hauswirtschaftlichen Versorgung, der Rehabilitationsmaßnahmen und der Behandlungs- und Grundpflege.[19] Um diese Aufgabe erfüllen zu können, schließen die Landesverbände Versorgungsverträge mit den Pflegeeinrichtungen ab. Die Pflegekassen dürfen nur mit solchen Pflegeeinrichtungen Verträge abschließen, mit denen solch ein Versorgungsvertrag besteht. Diese Einrichtungen haben die Pflicht, pflegerische Versorgung zu leisten und die von ihnen erbrachten Leistungen von den Pflegekassen vergütet zu bekommen.[20]

Ferner sind die Träger dazu verpflichtet, die Pflegebedürftigen sowie deren Angehörige zu beraten und aufzuklären, Pflegekurse für ehrenamtliche Pflegepersonen durchzuführen, den versicherungspflichtigen Personenkreis zu ermitteln, die Leistungsvoraussetzungen zu prüfen, die Leistungen zu erstatten und diese zu überprüfen und mit den Pflegeeinrichtungen sowie den Pflegeheimen zu kooperieren.[21]

---

[19] Vgl. Schmidt, M., 2007, S.32.
[20] Vgl. Bundesministerium für Gesundheit und Soziale Sicherung, Pflegeversicherung – Schutz für die ganze Familie, 2003, S.48.
[21] Vgl. Schmidt, M., 2007, S.33.

3.4 Beitragszahler

Als die gesetzliche Pflegeversicherung am 01. Januar 1995 eingeführt wurde, begann noch am selben Tag die Beitragspflicht. Durch die Beiträge der Versicherten und der Arbeitgeber, der Rentner und der Sozialleistungsträger wird die Pflegeversicherung finanziert.[22]

Der Beitragssatz beträgt im Jahr 2009 bundesweit 1,95 Prozent und für kinderlose Mitglieder, die das 23. Lebensjahr vollendet haben, wurde der Beitragssatz im Jahr 2005 um 0,25 Prozent erhöht, also auf 2,2 Prozent. Die Arbeitgeber beteiligen sich an diesem Zuschlag nicht, dieser wird allein von den kinderlosen Versicherten getragen. Die Beiträge werden, bemessen an dem Bruttoeinkommen, von den Arbeitnehmern und den Arbeitgebern je zur Hälfte getragen.[23] Das beitragspflichtige Einkommen von den Versicherten wird nur bis zur Beitragsbemessungsgrenze der gesetzlichen Krankenversicherung von 3.675 Euro herangezogen.[24]

Mutterschafts- und Erziehungsgeld sind von der Beitragszahlung befreit.[25]

Ab 1. April 2004 ist der volle Beitragssatz in Höhe von 1,95 Prozent von den Rentnern allein zu entrichten. Für Kinderlose Rentner, die nach dem 31. Dezember 1939 geboren sind, beträgt der Beitrag 2,2 Prozent.[26]

Unterhaltsberechtigte Kinder und Ehegatten sind im Rahmen der Familienversicherung beitragsfrei mitversichert, solange sich deren monatliches Gesamteinkommen die 360 Euro Grenze bzw. bei geringfügigen Beschäftigungen 400 Euro Grenze nicht übersteigt.[27]

Kranken- und pflegepflichtversicherte Studenten ohne Kinder haben monatlich einen Pflegeversicherungsbeitrag in Höhe von 11,26 Euro und die Studenten mit Kindern einen Beitrag von 9,98 Euro zu entrichten.[28]

Für privatversicherte Mitglieder ist der Beitrag nicht einkommensabhängig, sondern er richtet sich nach dem Alter und dem Risiko der Versicherten.

---

[22] Vgl. INSM, So funktioniert die Pflegeversicherung, o.J. (Internet).
[23] Vgl. Schmidt, M., 2007, S. 22.
[24] Vgl. Bundesministerium für Gesundheit, Beitragsbemessungsgrenze, Stand: 23.02.2009 (Internet).
[25] Vgl. Bundesministerium für Gesundheit und Soziale Sicherung, Pflegeversicherung – Schutz für die ganze Familie, 2003, S. 41.
[26] Vgl. Die Zentrale Bezügestelle des Landes Brandenburg, Beitragszuschlag für Kinderlose in der sozialen Pflegeversicherung, o.J. (Internet).
[27] Vgl. Bayerisches Staatsministerium für Arbeit und Sozialordnung, Pflegeversicherung, o.J. (Internet).
[28] Vgl. Göpfert, H., Studentenbeiträge ab 01.07.2009, Stand: 19.05.2009 (Internet).

Allerdings darf der private Versicherungsbeitrag den jeweiligen Höchstbetrag der sozialen Pflegeversicherung nicht überschreiten. Laut der Kalkulation der Versicherungswirtschaft haben alle Privatversicherten ab dem Grenzalter von rund 55 Jahren den Höchstbetrag zu erstatten.

Die Pflegebedürftigen, die nach dem PflegeVG Leistungen erhalten, sind grundsätzlich verpflichtet, auch Beiträge an die Pflegeversicherung zu entrichten.

Die Bundesagentur für Arbeit übernimmt die Beiträge bei denjenigen, die Arbeitslosengeld I, Arbeitslosengeld II, Unterhaltsgeld, Altersübergangsgeld und Eingliederungshilfe für Spätaussiedler beziehen.[29]

---

[29] Vgl. Schmidt, M., 2007, S. 30.

4 Pflegeleistungen

4.1 Leistungsberechtigter Personenkreis

Um die Leistungen der Pflegeversicherung beanspruchen zu können, müssen die Versicherten eine Pflegebedürftigkeit vorweisen. Eine Pflegebedürftigkeit liegt erst dann vor, wenn Menschen im alltäglichen Leben aufgrund einer Krankheit oder einer Behinderung für mindestens sechs Monate auf Hilfe Dritter angewiesen sind.

Die Hilfebedürftigkeit ist gegeben, wenn die Fertigkeit, bestimmte Vorgänge im Ablauf des alltäglichen Lebens auszuführen, begrenzt oder nicht gegeben ist. Die Hilfe soll den Pflegebedürftigen im Ablauf des täglichen Lebens ganz oder teilweise unterstützen bzw. die Pflegebedürftigen bei der eigenständigen Verrichtung anleiten oder beaufsichtigen.[30] „Die Hilfen sind darauf auszurichten, die körperlichen, geistigen und seelischen Kräfte der Pflegebedürftigen wiederzugewinnen oder zu erhalten."[31]

Um Leistungen bei Pflegebedürftigkeit zu bekommen, hat der Bedürftige oder auch Dritte, zum Beispiel Familienangehörige, einen Leistungsantrag bei der zuständigen Pflegekasse zu stellen. Durch den MDK wird im häuslichen Umfeld begutachtet, ob und in welchem Umfang die Pflegebedürftigkeit vorliegt und zu welcher Pflegestufe diese zuzuordnen ist.[32] Bei der privaten Pflegeversicherung führt die Begutachtung der Dienst Medicproof durch.[33]

Um die Pflegeleistungen gewähren zu können, müssen die Pflegebedürftigen einer der drei Pflegestufen zugeordnet werden.

Der Pflegestufe I sind die erheblich Pflegebedürftigen zugeordnet. Diese benötigen mindestens einmal täglich Hilfe bei der Grundpflege (Körperpflege, Ernährung und Mobilität) und mehrmals in der Woche Hilfe bei der hauswirtschaftlichen Versorgung. Hierbei soll der durchschnittliche Zeitaufwand der Hilfe mindestens eineinhalb Stunden täglich betragen.

Der Pflegestufe II sind die Schwerpflegebedürftige zugeordnet. Sie bedürfen mindesten dreimal täglich Hilfe zu unterschiedlichen Tageszeiten und

---

[30] Vgl. Marburger, H., Die neue Pflegeversicherung: Ansprüche kennen und ausschöpfen – Praxisratgeber für Pflegebedürftige und Pflegende, 2008, S.12 ff.
[31] Ebd., S. 98.
[32] Vgl. ebd., S. 23.
[33] Vgl. Larisch, K., Pflegebedürftigkeit feststellen – der Ablauf, Stand: 15.01.2008 (Internet).

benötigen mehrmals in der Woche Hilfe bei der hauswirtschaftlichen Versorgung. Der durchschnittliche Zeitaufwand liegt hier bei mindestens drei Stunden täglich.

Der Pflegestufe III sind die Schwerstpflegebedürftige zugeordnet. Sie benötigen die Hilfe rund um die Uhr, auch nachts und mehrfach in der Woche muss Hilfe bei der hauswirtschaftlichen Versorgung erbracht werden. Bei dieser Pflegestufe muss der durchschnittliche Zeitaufwand der Hilfe mindestens fünf Stunden täglich betragen.

Bei der Antragsstellung auf Pflegeleistungen überprüft die Pflegekasse die versicherungsrechtlichen Anforderungen. Es wird zunächst geprüft, ob der Pflegebedürftige pflegeversichert ist und ob dieser die vorgegebene Vorversicherungszeit erfüllt hat. Die Vorversicherungszeit schreibt vor, dass der Versicherte vor der Stellung des Antrags in den letzten zehn Jahren mindestens zwei Jahre lang Mitglied beziehungsweise familienversichertes Mitglied sein muss. Nach der Prüfung des Leistungsantrages, unter Berücksichtigung des Gutachtens des MDK, fällt die Pflegekasse eine Entscheidung.[34]

Mitwirkungspflichten der Pflegebedürftigen sind im Rahmen des Sozialgesetzbuches auch für die Pflegeversicherung gültig. Derjenige, der Leistungen beantragt bzw. beansprucht, hat auf schriftliches Verlangen des zuständigen Leistungsträgers, hauptsächlich ärztliche Untersuchungsmaßnahmen nachzuweisen, falls diese für eine Entscheidung notwendig sind. Kommt der Versicherte diesen Pflichten nicht nach, so kann ihm die Leistung entzogen werden.

Vom Gesetzgeber sind Rangfolgen in Bezug auf die Leistungen vorgesehen. Prävention und Rehabilitation haben Vorrang vor der Pflegeleistung. Die Versicherten sollen gesund leben, sich frühzeitig an Vorsorgemaßnahmen beteiligen und aktiv an Krankenbehandlungen und Rehabilitationen teilnehmen, damit die Pflegebedürftigkeit möglichst verhindert wird. Die Pflegekassen müssen darauf hinarbeiten, die Eigenverantwortung der Versicherten zu stärken.[35]

---

[34] Vgl. Marburger, H., 2008, S. 17-26.
[35] Vgl. ebd., S. 99.

4.2 Häusliche Pflege

Häusliche Pflege hat grundsätzlich Vorrang vor stationärer Pflege. Die häusliche beziehungsweise ambulante Pflege wurde am 1.04.1995 erstmals eingeführt. Bei der häuslichen Pflege wird nicht vorausgesetzt, dass die Pflegeleistungen in dem eigenen Haushalt des Pflegebedürftigen erfolgen. Es kann sich auch um einen anderen Haushalt handeln, zum Beispiel um den Haushalt eines Angehörigen, der den Pflegebedürftigen aufgenommen hat. Es kann sich auch um ein Altenpflegewohnheim oder um einen Altenheim handeln. Die Leistungen bei häuslicher Pflege werden allerdings nicht gestattet, wenn es sich bei der Einrichtung, bei der der Pflegebedürftige aufgenommen wurde, um einen Pflegeheim handelt.[36]

Die Leistungen bei häuslicher Pflege beziehen sich auf die Grundpflege und hauswirtschaftliche Versorgung als Sachleistung, die von Pflegebedürftigen der Pflegestufen I bis III beansprucht werden können. Sachleistung bedeutet, dass die Pflegebedürftigen, statt einer Geldleistung, Anspruch auf Erbringung von Dienstleistungen haben. Dabei handelt es sich um Hilfeleistungen der wiederkehrenden Verrichtung des alltäglichen Lebens. Hier sollen aktiv die vorhandenen Fähigkeiten der Pflegebedürftigen erhalten bzw. zurück gewonnen werden. Die Pflegebedürftigen müssen, so weit es geht, sich auch aktiv daran beteiligen, damit die eigene Selbstständigkeit erhalten wird.

Die häusliche Pflege wird durch qualifizierte Pflegefachkräfte erbracht, die in ambulanten Pflegeeinrichtungen beschäftigt sind, mit der die Pflegekasse einen Vertrag abgeschlossen hat. Die Pflegesachleistung kann in der Regel nur von solchen ambulanten Pflegediensten bzw. auch von Einzelpersonen erbracht werden, vorausgesetzt sie haben einen Vertrag mit der Pflegekasse abgeschlossen.

Für die Sachleistungen werden je nach Pflegestufe gesetzlich Höchstbeträge festgelegt, die die Pflegekasse übernimmt. Allerdings müssen die Pflegedienste Vergütungsvereinbarungen mit den Pflegekassen abschließen, aus denen es

---

[36] Vgl. Bundesministerium für Gesundheit und Soziale Sicherung, Pflegeversicherung, Schutz für die ganze Familie, 2003, S. 18.

sich dann im Einzelnen ergibt, welchen Betrag der Pflegedienst für seine Leistungserbringung bei den einzelnen Pflegebedürftigen berechnen kann.[37] Darüber hinaus wird auch ein Pflegevertrag zwischen dem Pflegedienst und dem Pflegebedürftigen abgeschlossen. In dem Vertrag sind der vereinbarte Leistungsumfang und die Pflegezeiten festgeschrieben.[38]

Bei der Pflegestufe I werden Pflegeleistungen bis zu 420 Euro, bei Pflegestufe II bis zu 980 Euro und bei der Pflegestufe III 1.470 Euro von der Pflegekasse erstattet. Diese Beträge werden sich in den kommenden Jahren erhöhen.[39]

Laut Gesetz haben die Pflegebedürftigen die Möglichkeit zu entscheiden von wem sie gepflegt werden wollen. Deshalb haben sie sich zwischen Sachleistungen, also die Hilfe von Fachkräften, oder Geldleistungen zu entscheiden. Die Geldleistungen stehen dem Pflegebedürftigen zu und diese werden monatlich im Voraus gezahlt. Voraussetzung dafür ist, dass der Pflegebedürftige seine erforderliche Grundpflege und die hauswirtschaftliche Versorgung durch eine Pflegeperson, zum Beispiel durch Familienangehörige, Freunde oder sonstige ehrenamtliche Personen, sichergestellt hat. Die Verwendung des Pflegegeldes ist grundsätzlich frei, also der Pflegebedürftige ist nicht verpflichtet das Geld dem Pflegenden zu geben, allerdings kann der Pflegebedürftige das Geld als eine finanzielle Anerkennung an die Pflegeperson weitergeben, denn es ist wichtig die Versorgung sicherzustellen durch die Aufrechterhaltung der Pflegebereitschaft der Pflegeperson, denn diese Erhalten für ihre erbrachten Leistungen, für mindestens 14 Stunden wöchentlich, kein Arbeitsentgelt.[40]

Um die Pflege im häuslichen Umfeld zu fördern und den pflegenden Personen, die oft auf ihre Berufstätigkeit ganz oder teilweise aufgeben, für ihren Pflegeeinsatz Anerkennung zu verleihen, hat die Pflegeversicherung deren soziale Sicherung verbessert. Diejenigen, die weniger als 30 Stunden pro Wochen erwerbsmäßig tätig sind, werden die Beiträge zur gesetzlichen Rentenversicherung von der Pflegeversicherung übernommen. Zudem sind sie auch bei allen pflegerischen Tätigkeiten der Pflegebedürftigen unfallversichert.

---

[37] Vgl. Sengler, R., Mein Recht bei Pflegebedürftigkeit – Praxisleitfaden zur Pflegeversicherung, 2006, S. 88 ff.
[38] Vgl. Bundesministerium für Gesundheit und Soziale Sicherung, Pflegeversicherung – Schutz für die ganze Familie, 2003, S. 19.
[39] Vgl. Marburger, H., 2008, S. 48.
[40] Vgl. Sengler, R., 2006, S. 108 ff.

13

Um die pflegenden Personen zu unterstützen werden kostenfreie Pflegekurse für sie angeboten. Diese sollen dazu führen, dass die Pflege zu Hause erleichtert und verbessert wird. Dabei können sich die pflegenden Personen austauschen und einander hilfreiche Ratschläge zur Pflege geben.[41]

Am 01.07.2008 trat das Pflegezeitgesetz in Kraft, dadurch haben Arbeitnehmer Anspruch auf eine vollständige oder teilweise maximale sechsmonatige Arbeitsfreistellung, wenn diese in häuslicher Umgebung einen nahen Angehörigen über einen längeren Zeitraum verpflegen müssen. Die Pflegebedürftigkeit des nahen Angehörigen muss durch Vorlage einer Bescheinigung des MDK oder der Pflegekasse beim Arbeitgeber nachgewiesen werden. Dies gilt allerdings nur für Betriebe, die mehr als 15 Beschäftigte haben.

Bei einer akut auftretenden Pflegesituation im häuslichen Umfeld haben Arbeitnehmer das Recht sich bis zu zehn Tage von der Arbeit freistellen zu lassen. Die Notwendigkeit kann durch eine ärztliche Bescheinigung begründet werden und dies gilt auch für Kleinbetriebe.[42]

Für die Pflegestufe I beträgt das Pflegegeld 215 Euro, für die Pflegestufe II 420 Euro und für die Pflegestufe III 675 Euro. Diese Beträge werden sich in den kommenden Jahren erhöhen.[43]

Die Pflegebedürftigen, die Pflegegeld beziehen, haben die Pflicht halbjährlich bei den Pflegestufen I und II und bei der Pflegestufe III einmal vierteljährlich eine Beratung einer zugelassenen Pflegeeinrichtung in Anspruch zu nehmen. Die dadurch angefallenen Kosten werden von den zuständigen Pflegekassen bzw. von privaten Pflegeversicherungsunternehmen übernommen. Die Beratungen dienen der Sicherstellung der Qualität der häuslichen Pflege und geben den pflegenden Personen Hilfestellungen bei der häuslichen Pflege. Da die ehrenamtlichen Pfleger meistens nicht die nötigen Erfahrungskenntnisse in der Pflege haben, soll diese Beratung dazu dienen Pflegefehler zu vermeiden und den Pflegebedürftigen eine optimale Versorgung zu bieten, besonders wenn sich der Gesundheitszustand der Pflegebedürftigen verschlechtert. Die Beratung dient somit auch dem Schutz der Pflegeperson.

---

[41] Vgl. Bundesministerium für Gesundheit und Soziale Sicherung, Pflegeversicherung – Schutz für die ganze Familie, 2003, S. 28.
[42] Vgl. Marburger, H., 2008, S. 129-131.
[43] Vgl. ebd., S. 51 ff.

Die Beratungsanspruchnahme gehört zu der Mitwirkungspflicht des Pflegebedürftigen. Wird diese verweigert, so kann das Pflegegeld gekürzt bzw. ganz entzogen werden.

Die Inanspruchnahme von Sachleistungen und Geldleistungen können auch kombiniert werden. Dadurch wird es möglich, die professionelle und die häusliche Hilfe auf individuelle Bedürfnisse anzupassen. Es muss die optimale Kombination der Pflegehilfe ermittelt werden, welche Leistungen die Angehörigen erbringen können und welche Leistungen am besten von den Fachkräften erbracht werden sollten. Das Pflegegeld steht im Verhältnis zu den Sachleistungen. Werden 70 Prozent an Sachleistungen in Anspruch genommen, so bekommt man 30 Prozent vom Pflegegeld ausgezahlt.

Eine teilstationäre Pflege in Einrichtungen der Tages- und Nachtpflege ist eine Kombination von Sach- und Geldleistungen. Falls die Pflege im häuslichen Umfeld nicht ganztägig möglich ist, zum Beispiel aufgrund von Verschlimmerungen der Pflegebedürftigkeit oder für einige Stunden am Tag ständige Beaufsichtigung, so können diese Einrichtungen in Anspruch genommen werden. Dadurch wird die häusliche Pflege ergänzt und entlastet.

Falls die häusliche und die teilstationäre Pflege vorübergehend nicht möglich ist, so können die Pflegebedürftigen in einer Kurzzeitpflegeeinrichtung aufgenommen werden, d.h. die Pflegebedürftigen werden für einen kurzen Zeitraum vollstationär betreut.[44]

Der Höchstbetrag für die Leistungen der Ersatzpflege liegt bei 1.470 Euro im Kalenderjahr und hat eine zeitliche Begrenzung von maximal vier Wochen.[45]

---

[44] Vgl. Bundesministerium für Gesundheit und Soziale Sicherung, Pflegeversicherung – Schutz für die ganze Familie, 2003, S. 20-24.
[45] Vgl. Marburger, H., 2008, S. 59.

4.3   Stationäre Pflege

Seit dem 01.07.1996 erhalten auch die Pflegebedürftige in stationären Einrichtungen Leistungen von der Pflegeversicherung. Es gibt differenzierte Leistungsarten der stationären Pflege: Die *teilstationäre* Pflege, bei der entweder Tages- oder Nachtpflege beansprucht werden kann, die *Kurzzeitpflege*, die zur Übergangszeit oder in sonstigen Krisensituationen in Anspruch genommen werden muss,[46] sowie die *vollstationäre* Pflege, wenn häusliche oder teilstationäre Pflege nicht möglich sind. Dabei stellen die Einrichtungen der Behindertenpflege die berufliche und die soziale Eingliederung, die schulische Ausbildung oder die Erziehung der Behinderten in den Vordergrund.[47]

Die Pflegebedürftigen haben in der Regel die freie Entscheidungswahl, ob sie in einer stationären Pflegeeinrichtung oder im häuslichen Umfeld gepflegt werden wollen. Entscheidet sich der Pflegebedürftige für die Pflege in einer vollstationären Einrichtung, obwohl dies nicht erforderlich ist, so werden ihm die Leistungen nur in der Höhe erstattet, die ihm bei der häuslichen Pflege zuständen. Die Kriterien für die Erforderlichkeit der stationären Pflege sind von den Spitzenverbänden der Pflegekassen in den Pflege-Bedürftigkeits-Richtlinien festgesetzt. Eine Erforderlichkeit ergibt sich zum Beispiel daraus, falls eine Pflegeperson fehlt oder falls Pflegepersonen keine Pflegebereitschaft haben oder falls diese überfordert sind. Die Erforderlichkeit ist bei der Pflegestufe III automatisch gegeben.

Die Höhe der Leistungsansprüche in vollstationären Einrichtungen richtet sich nach den einzelnen Pflegestufen.[48] „Dabei handelt es sich um Pauschalbeträge für die Kosten der Grundpflege, der sozialen Betreuung und der medizinischen Behandlungspflege".[49]

In der Pflegestufe I liegen die Pauschalbeträge bei 1.023 Euro, in der Pflegestufe II bei 1.279 Euro und bei der Pflegestufe III bei 1.470 Euro.[50]

---

[46] Vgl. Bundesministerium für Gesundheit und Soziale Sicherung, Pflegeversicherung – Schutz für die ganze Familie, S. 23 ff.
[47] Vgl. Marburger, H., 2008, S. 80.
[48] Vgl. Bundesministerium für Gesundheit und Soziale Sicherung, Pflegeversicherung, 2000, S. 33 ff.
[49] Bundesministerium für Gesundheit und Soziale Sicherung, Pflegeversicherung – Schutz für die ganze Familie, 2003, S. 30.
[50] Vgl. Marburger, H., 2008, S. 85.

Die Pflegekosten sind somit pauschaliert abgedeckt, allerdings müssen die Kosten für Unterkunft, Verpflegung, Extraleistungen und die Investitionskosten, die durch öffentliche Fördermittel nicht in vollem Umfang gedeckt sind, grundsätzlich von den Pflegebedürftigen selbst getragen werden. Wenn die Eigenmittel der Pflegebedürftigen, zum Beispiel die Rente, nicht ausreichen, um die Kosten zu decken und die Angehörigen auch nicht in der Lage sind diese Kosten zu tragen, so ist die Möglichkeit gegeben, Sozialhilfe zu beantragen.[51]

---

[51] Vgl. Bundesministerium für Gesundheit und Soziale Sicherung, Pflegeversicherung – Schutz für die ganze Familie, 2003, S. 30 ff.

4.4 Qualitätskontrolle der Pflege

Als Qualität werden in der stationären und in der häuslichen Pflege die gesamten Leistungen bezeichnet, die einen Einfluss auf die Lebensqualität und das Wohlbefinden der Pflegebedürftigen haben.[52]

Der Spitzenverband Bund der Pflegekassen vereinbart gemeinsam und einheitlich in Kooperation mit anderen Organisationen die Qualität im Bereich Pflegeversicherung, sowie Expertenstandards zur Sicherung und Weiterentwicklung der Qualität im Bereich ambulanter und stationärer Pflege. Diese Vereinbarungen sind im Bundesanzeiger zu publizieren. Alle Pflegekassen und ihre Verbände sowie alle zugelassene Pflegekassen sind verpflichtet sich an diese Vereinbarungen zu halten.

Die Landesverbände der Pflegekassen können regelmäßige Prüfungen der Pflegeleistungen veranlassen, die deren Zweckmäßigkeit und Wirtschaftlichkeit kontrollieren.

Insbesondere richtet sich die Regelprüfung nach dem Pflegezustand und nach der Wirksamkeit der Pflege- und Betreuungsmaßnahmen. Die Struktur- und Prozessqualität wird bei den Prüfungen besonders beleuchtet, die Evaluation und die Rahmenbedingungen der Leistungserbringung bilden also das Hauptaugenmerk. Falls die Prüfung aufgrund von Beschwerden über mangelnde Qualität durchgeführt wird, so steht die Ergebnisqualität in diesem Fall bei einer vollständigen Prüfung im Mittelpunkt.

Diese Prüfungen müssen immer unangemeldet durchgeführt werden. Die Pflegeeinrichtungen können durch die Prüfer, also von den Landesverbänden der Pflegekassen bestellten Sachverständigen, oder dem MDK in Fragen der Qualitätssicherung beraten werden.

Die Landesverbände der Krankenkassen müssen mit der Heimaufsicht der stationären Pflegeeinrichtungen kooperieren. Dies erfolgt durch Informationsaustausch und gegenseitige Beratung, Absprache von Terminen bei einer Überprüfung von Heimen und Meldung der Maßnahmen, die im Einzelfall notwendig sind.[53]

---

[52] Vgl. Bundesministerium für Familie, Senioren, Frauen und Jugend, Zu den Begriffen Qualität und Qualitätssicherung, Stand: 15.08.2006 (Internet).
[53] Vgl. Marburger, H., 2008, S. 95 ff.

5 Nachteile des bestehenden Systems

„Das System einer umlagefinanzierten Pflegeversicherung weist schwere Mängel auf, auf die seinerzeit in der Fachwelt von vielen Seiten nachdrücklich aufmerksam gemacht wurde." [54]

Trotz aller Warnungen wurde die umlagefinanzierte Pflegeversicherung eingeführt. Das Umlageverfahren wurde nur deshalb gewählt, weil man eine schnelle Lösung für die drohende und belastende Sozalhilfebedürftigkeit im Pflegefall gesucht hat. Die damalige Kritik am Umlageverfahren hat sich mittlerweile bestätigt. Aufgrund der sinkenden Geburtenraten und steigender Lebenserwartung ist dieses System demographieabhängig. Dadurch entstehen Umverteilungsprobleme, denn die Umverteilung findet zwischen mehreren Generationen statt, also die Jungen zahlen Beiträge und die Alten erhalten die Leistungen. Durch die demographische Entwicklung müssen die jüngeren Arbeitnehmer im Laufe der Zeit einen immer größer werdenden Anteil von ihrem Arbeitsentgelt an die soziale Pflegeversicherung entrichten. Aber wenn sie dann im späten Alter die Leistungen der Pflegeversicherung erhalten sollten, dann werden sie nicht mehr als die Vorgängergeneration bekommen, vielleicht sogar weniger. Im Jahr 1995 entstanden Einführungsgewinne, denn die damaligen Leistungsempfänger haben nichts eingezahlt, haben aber trotzdem Pflegeleistungen erhalten. Da die Arbeitgeber prinzipiell je zur Hälfte die steigenden Beiträge der Arbeitnehmer mitfinanzieren, steigen dadurch auch deren Arbeitskosten, was zu einem möglichen Beschäftigungsrückgang führen kann.

Ein weiterer Kritikpunkt ist, dass sich die Beiträge der sozialen Pflegeversicherung nach der Höhe des Arbeitsentgelts oder nach der Höhe der Rente richten, während die Leistungen, wenn sie in Anspruch genommen werden, einkommensunabhängig sind.

Was zu der Umverteilungsproblematik beiträgt, ist die Tatsache, dass Kinder und nicht erwerbsfähigen Ehegatten beitragsfrei mitversichert sind. Umverteilungsaufgaben müssen eigentlich vom Steuer- und Transfersystem gelöst werden. Diese Problematik gehört nicht in ein Versicherungssystem rein, denn dort sollen die Leistungen von den gezahlten Prämien abgedeckt

---

[54] Donges, J., 2005, S. 15.

werden und nur von denjenigen beansprucht werden, die die Beiträge in dieses Versicherungssystem einzahlen.

Ferner ist auch zu berücksichtigen, dass die hinausgehenden Kosten der beanspruchten nötigen Leistungen weiterhin von den Pflegebedürftigen beziehungsweise von der Sozialhilfe oder von dem Sozialgeld getragen werden müssen. Das ist eine große Lücke im System, denn gerade die großen Risiken sind unzureichend abgesichert, weil die Leistungen der sozialen Pflegeversicherung für die einzelnen Pflegestufen durch die jeweiligen Höchstbeträge festgelegt sind.[55] So beträgt zum Beispiel der Höchstsatz für die Pflegestufe III 1.470 Euro und die Heimunterbringungskosten belaufen sich auf ca. 2.706 Euro pro Monat. Das bedeutet, dass die Pflegebedürftige einen Anteil von rund 1.240 Euro selbst zu tragen haben.[56]

Die bestehende Pflegeversicherung bedarf ganz dringend einer grundlegenden Reform. Es sollten zwei grundlegende Ziele angestrebt werden. Zum einen, die einkommensunabhängige Finanzierung und zum anderen, im Falle der Pflegebedürftigkeit eine Absicherung eines angemessenen Leistungsniveaus. Dies ist im Rahmen des bestehenden Systems nicht möglich. Diese Ziele können nur erreicht werden, wenn die Umlagefinanzierung durch eine kapitalgedeckte Finanzierung mit bestehender Versicherungspflicht abgelöst wird.[57]

---

[55] Vgl. Donges, J., 2005, S. 15-18.
[56] Vgl. Statistisches Bundesamt Deutschland, Heimpflege in der Pflegekasse III kostet monatlich über 2.706 Euro, Stand: 14.03.2007 (Internet).
[57] Vgl. Donges, J., 2005, S.56.

6   Pflegereform 2008

Bereits heute erhalten 2,17 Millionen Menschen Leistungen aus der Pflegeversicherung und seit ihrer Einführung im Jahr 1995 wurden die Leistungen nicht verändert. Da es in den nächsten Jahren, aufgrund der demographischen Entwicklung, mehr ältere Menschen geben wird, wächst somit auch der Pflegebedarf. Deshalb muss sich die Pflegeversicherung diesem Wachstum anpassen, damit eine gute Pflege auch in Zukunft geboten ist. Durch die Reform erhalten Pflegebedürftige mehr Leistungen und die pflegenden Personen mehr Unterstützung. Durch individuelle Beratungen und neue Strukturen werden die Bedürfnisse der Pflegebedürftigen, ihrer Angehörigen und der Pflegekräfte mehr berücksichtigt und durch strenge Kontrollen und Qualitätsstandards entstehen transparentere und bessere Leistungen in der Pflege.

Die Reform 2008 ist am 01.07.2008 in Kraft getreten. Damit die verbesserten Leistungen auch finanzierbar sind, wurde der Beitragssatz um 0,25 Prozent angehoben, also auf 1,95 Prozent und 2,2 Prozent für Kinderlose. Am 01.01.2008 wurden dafür die Beiträge zur Arbeitslosenversicherung verringert. Man geht davon aus, dass durch diesen angehobenen Pflegebeitragssatz die Pflegeversicherungsleistungen etwa bis zum Jahr 2014/2015 finanzierbar sind.

Die Pflegereform hat ihre Schwerpunkte auf folgende Kriterien gelegt:

Durch eine Anschubfinanzierung sollen wohnortnahe Pflegestützpunkte von den Pflegekassen eingerichtet werden, falls sich ein Bundesland dafür entscheiden sollte. Es können aber auch bereits bestehende Anlaufpunkte genutzt und gestärkt werden. Die Pflegebedürftigen, sozial und privat Versicherte, sowie deren Angehörigen bekommen in diesen Einrichtungen eine umfassende Pflegeberatung.

Im Jahr 2009 haben die Pflegebedürftigen sowie ihre Angehörigen Anspruch auf eine umfassende und individuelle Pflegeberatung. Mit der Hilfe von so genannten Fallmanagern wird eine optimale Versorgung organisiert. Sie helfen zum Beispiel ein geeignetes Pflegeheim oder eine geeignete Tagesbetreuung zu finden.

Außerdem werden die Anträge auf Leistungen in kürzester Zeit bearbeitet. Im Normalfall sind fünf Wochen und bei Schwerkranken eine Woche vorgesehen. Zudem ist die Vorversicherungszeit von fünf auf zwei Jahre reduziert worden. Der Grundsatz „ambulant vor stationär" wird durch die koordinierte und individuelle Pflegeberatung gestärkt. Die Pflegebedürftigen sollen so lange wie möglich in ihrer vertrauten Umgebung untergebracht sein. Aus diesem Grund werden betreute Wohnformen und Wohngemeinschaften der Pflegebedürftigen stärker gefördert. So kann zum Beispiel eine Seniorenwohngemeinschaft Betreuungsleistungen beziehungsweise eine Pflegekraft gemeinsam beanspruchen und bezahlen.

Bis zum Jahr 2012 werden die finanziellen ambulanten Sachleistungsbeträge der Pflegeversicherung stufenweise in allen drei Pflegestufen angehoben. Die stationären Sachleistungsbeträge werden ebenfalls, allerdings nur in der Pflegestufe III und in der Kurzzeitpflege stufenweise gesteigert. Somit bekommen die Pflegebedürftige mehr Leistungen von ihrer Pflegeversicherung.

Darüber hinaus sind zusätzlich 200 Millionen Euro zur Verfügung gestellt worden, damit altersverwirrte Pflegebedürftige in Heimen besondere Betreuungsangebote bekommen. Ihnen stehen unter anderem Betreuungsassistenten zur Seite, die sich um ihre sozialen Bedürfnisse kümmern, wie zum Beispiel Spaziergänge.

Damit Behinderte und Demenzkranke, mit eingeschränkter Alltagskompetenz, im ambulanten Bereich zusätzliche Betreuung bekommen, wurden die Leistungsbeträge von 460 Euro auf bis zu 2.400 Euro jährlich angehoben.

Die Leistungen der Pflegeversicherung sollen zudem ab dem Jahr 2015 alle drei Jahre den allgemeinen Lebenshaltungskosten angeglichen werden.

Die Pflegereform sieht auch Verbesserungen in Pflegequalität vor. Krankenkassen und Pflegeeinrichtungen haben die Pflicht verbindliche Standards für die Pflegequalität festzulegen. Ab dem Jahr 2011 werden ambulante und stationäre Pflegeeinrichtungen einmal jährlich unangemeldet kontrolliert und bis Ende 2010 muss jede Pflegeeinrichtung mindestens einmal geprüft worden sein. Die Prüfberichte sind zu publizieren und ab dem Jahr 2009 ist allen Pflegeheimen die Pflicht auferlegt, ein Symbol anzubringen, dass die Qualität ihrer Einrichtung aufzeigt.

Damit das Pflegepersonal mehr Zeit hat, sich um die Pflegebedürftigen zu kümmern, sind die Prozesse im Pflegebereich verdichtet und entbürokratisiert worden.[58]

Zudem können Arbeitnehmer, die einen Angehörigen verpflegen müssen, bis zu sechs Monate entgeltfrei von der Arbeit freigestellt werden. In dieser Zeit bleiben sie aber sozialversichert. Diese Regelung gilt aber nur für Betriebe, die mindestens fünfzehn Beschäftigte haben. Darüber hinaus können sie bei akuten Fällen bis zu zehn Tagen entgeltfrei von der Arbeit befreit werden.

Weil Prävention und Rehabilitation in der Pflege an oberster Stelle stehen, wird die aktivierende Pflege gefördert, damit bessere Pflegeergebnisse erzielt werden. Pflegebedürftige haben sogar Rechtsansprüche auf Leistungen der medizinischen Rehabilitation.

Im Rahmen der privaten Pflegeversicherung wird ab dem Jahr 2009 die Übertragbarkeit der individuellen Altersrückstellungen eingeleitet und Pflegekassen bekommen zudem die Möglichkeit, private Pflege-Zusatzversicherungen zu vermitteln.

---

[58] Vgl. Die Bundesregierung, Pflegereform: Mehr Leistung und Beratung, Stand: April 2008 (Internet).

7 Fazit

Da unsere Gesellschaft immer älter wird und somit auch die Zahl der pflegebedürftigen Personen wächst, ist eine Pflegeversicherung heutzutage unumgänglich. Die Pflegebedürftigkeit hat sich im Laufe der Jahre zu einem allgemeinen Lebensrisiko entwickelt. Durch die Einführung der Pflegeversicherung im Jahr 1995 wurden nicht alle Probleme im Bereich der Pflege gelöst und auch konnten den Pflegebedürftigen und deren Angehörigen nicht alle Belastungen genommen werden. Dennoch lässt sich festhalten, dass die Pflegeversicherung einen großen Beitrag zur Stabilisierung der häuslichen Pflege geleistet hat. Die Leistungen der Pflegeversicherung haben zu einer deutlichen Verbesserung der Lebenssituation der Betroffenen sowie zu einer spürbaren Entlastung der pflegenden Personen geführt.

Inzwischen beziehen mehr als zwei Millionen deutscher Bürger die Leistungen aus der Pflegeversicherung, dadurch wird die ungeheure Notwendigkeit dieser sozialen Absicherung deutlich. Da die durchschnittliche Lebenserwartung der deutschen Bürger kontinuierlich zunimmt, wird deutlich, dass die Pflegeversicherung in den nächsten Jahren immer weiter entwickelt und reformiert werden muss, um den demographischen Herausforderungen entgegen zu kommen.

Die Reform 2008 hat die allgemeine Situation der Pflegebedürftigen sehr verbessert. So bekommen die Pflegebedürftige und ihre Angehörigen bessere Geld- und Beratungsleistungen. Die häusliche Pflege wird stark gefördert und die Qualität der Pflege wird verbessert und transparenter gestaltet.

Für viele alte und kranke Bürger ist die Pflegeversicherung unentbehrlich und wertvoll. Ohne sie würden viele Menschen in Armut verfallen und auf die Sozialhilfe angewiesen sein.

Zusammenfassend lässt sich sagen, dass die Einführung der Pflegeversicherung eine sehr gute Idee war, aber sie reicht nicht aus, um das persönliche Pflegerisiko vollständig abzusichern. Es ist empfehlenswert, eine private Pflegezusatzversicherung abzuschließen, damit man im Falle der Pflegebedürftigkeit nicht von den Angehörigen oder dem Staat abhängig ist.

8 Literaturverzeichnis

Albers, Willi, Zottmann, Anton (Hrsg.), Handbuch der Wirtschaftswissenschaften, Band 1, Göttingen 1977.

Arp, Doris, Pflegeversicherung: Rezepte gesucht, http://www.aerzteblatt.de/v4/archiv/artikel.asp?id=54359, Stand: 25.10.2009.

Bayerisches Staatsministerium für Arbeit und Sozialordnung, Familie und Frauen, Pflegeversicherung, http://www.stmas.bayern.de/fibel/sf_p050.htm, Stand: 28.10.2009.

Blume, Otto, Altenhilfe, in: Albers, Zottmann, Handbuch der Wirtschaftswissenschaften, Göttingen 1977, S. 217-223.

Bundesministerium für Gesundheit, Beitragsbemessungsgrenze, http://www.bmg.bund.de/nn_1605522/SharedDocs/Standardartikel/DE/AZ/B/ Glossarbegriff-Beitragsbemessungsgrenze.html, Stand: 26.10.2009.

Bundesministerium für Gesundheit (Hrsg.), Pflegeversicherung, Bonn 2000.

Bundesministerium für Gesundheit, Private Pflege-Pflichtversicherung, http://www.bmg.bund.de/nn_1605522/SharedDocs/Standardartikel/DE/AZ/P/G lossarbegriff-Private-Pflege-Pflichtversicherung.html, Stand: 27.10.2009.

Bundesministerium für Familie, Senioren, Frauen und Jugend, Zu den Begriffen Qualität und Qualitätssicherung, http://www.bmfsfj.de/bmfsfj/generator/Publikationen/heimbericht/6-Qualitaetssicherung-in-den-heimen/6-1-Grundlagen-der-qualitaetssicherung/6-1-1-zu-den-begriffen-qualitaet-und-qualitaetssicherung.html, Stand: 29.10.2009.

Bundesministerium für Gesundheit und Soziale Sicherung (Hrsg.), Pflegeversicherung – Schutz für die ganze Familie, Berlin 2003.
Die Bundesregierung, Pflegereform: Mehr Leistung und Beratung, http://www.bundesregierung.de/Content/DE/Magazine/MagazinSozialesFamili eBildung/062/sa-pflegereform-mehr-leistung.html, Stand: 30.10.2009.

Die Zentrale Bezügestelle des Landes Brandenburg, Beitragszuschlag für Kinderlose in der sozialen Pflegeversicherung, http://www.zbb.brandenburg.de/sixcms/media.php/lbm1.a.3421.de/Nachweisd erElterneigenschaften.pdf, Stand: 26.10.2009.

Donges, Juergen B., Eekhoff, Johann, Franz, Wolfgang, Fuest, Clemens, Möschel, Wernhard, Neumann, Manfred J.M., Die soziale Pflegeversicherung – Problemlage, Fundamentale Nachteile des bestehenden Systems, Andere Reformvorschläge, in: Stiftung Marktwirtschaft (Hrsg.), Tragfähige Pflegeversicherung, Köln 2005. S.7-56.

Göpfert, Helmut, Die Geschichte der Pflegeversicherung, http://sozialversicherung-kompetent.de/index2.php?option=com_content&do_pdf=1&id=29, Stand: 26.10.2009.

Göpfert, Helmut, Studentenbeiträge ab 01.07.2009, http://sozialversicherung-kompetent.de/20090414225/krankenversicherung/versicherungsrecht-gkv/kvds-studentenbeitraege-ab-01-07-2009, Stand: 27.10.2009.

Heiber, Andreas, Die neue Pflegeversicherung: Der Antrag – die Pflegestufen – die Leistungen: Ihre neuen Möglichkeiten und Chancen, Wien 2008.

Initiative Neue Soziale Marktwirtschaft, Eine kurze Geschichte der Pflegeversicherung, http://www.insm.de/insm/Themen/Soziales/INSM-Dossier-Pflege/Eine-Chronik-der-Pflegeversicherung.html, Stand: 27.10.2009.

Initiative Neue Soziale Marktwirtschaft, So funktioniert die Pflegeversicherung, http://www.insm.de/insm/Themen/Soziales/INSM-Dossier-Pflege/So-funktioniert-die-Pflegeversicherung.html, Stand: 28.10.2009.

Kleemann, Georg, Verfassungsrechtliche Probleme der sozialen Pflegeversicherung und ihrer Finanzierung, Band 26, Berlin 1998.

Larisch, Katharina, Pflegebedürftigkeit feststellen – der Ablauf, http://debeka.gesundheitsportal-privat.de/Gesund-Leben/Alter+Pflege/Pflegefall/Pflegebeduerftigkeit-feststell-6184.html, Stand: 5.11.2009.

Marburger, Horst, Die neue Pflegeversicherung: Ansprüche kennen und ausschöpfen – Praxisratgeber für Pflegebedürftige und Pflegende, Regensburg 2008.

Meyer, Jörg Alexander, Der Weg zur Pflegeversicherung: Position – Akteure – Politikprozesse, Frankfurt am Main 1996.

Schmidt, Michael, Merkel, Günter, Pflegeversicherung in Frage und Antwort: Versicherungspflicht – Beitragsbemessung – Pflegeleistungen, 4. Auflage, München 2007.

Sengler, Randolf, Zinsmeister, Julia, Mein Recht bei Pflegebedürftigkeit: Praxisleitfaden zur Pflegeversicherung, 3. Auflage, München 2006.

Schmidt, Michael, Merkel, Günter, Pflegeversicherung in Frage und Antwort: Versicherungspflicht – Beitragsbemessung – Pflegeleistungen, 4. Auflage, München 2007.

Statistisches Bundesamt Deutschland, Heimpflege in der Pflegekasse III kostet monatlich über 2.706 Euro, http://www.destatis.de/jetspeed/portal/cms/Sites/destatis/Internet/DE/Presse/p m/2007/03/PD07__109__224.psml, Stand: 30.10.2009.

Stiftung Marktwirtschaft (Hrsg.), Tragfähige Pflegeversicherung, Köln 2005.